ÉTUDE

SUR

LES QUINQUINAS

ET SUR

LEURS PRÉPARATIONS PHAMACEUTIQUES.

PAR **Henri BEDOS,**

Né à Gignac (Hérault),

PHARMACIEN DE 1re CLASSE.

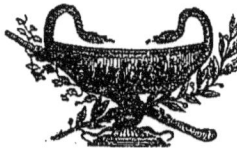

MONTPELLIER,

IMPRIMERIE L. CRISTIN ET Cᵉ, RUE CASTEL-MOTON, 5.

1860

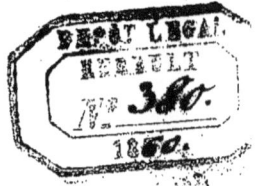

ÉTUDE

SUR

LES QUINQUINAS

ET SUR

LEURS PRÉPARATIONS PHAMACEUTIQUES.

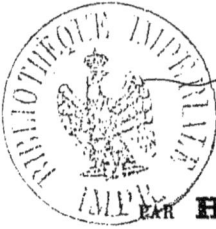

par Henri BEDOS,

Né à Gignac (Hérault),

PHARMACIEN DE 1re CLASSE.

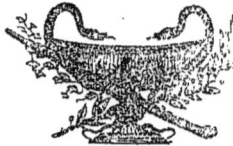

MONTPELLIER,

IMPRIMERIE L. CRISTIN ET Cᵉ, RUE CASTEL-MOTON, 5.

1860

A mon Père et à ma Mère.

A MA FAMILLE.

A TOUS MES PARENTS.

HENRI BEDOS.

A MON PARRAIN,

Monsieur Marc ROCHIER, de Gignac.

Témoignage d'affection et de reconnaissance.

A MES AMIS.

HENRI BEDOS.

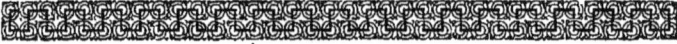

ÉTUDE

SUR

LES QUINQUINAS

et sur

LEURS PRÉPARATIONS PHARMACEUTIQUES.

Le quinquina est, peut-être, le plus précieux des médicaments que possède l'art de guérir. C'est à lui qu'est véritablement applicable le nom de spécifique. Aussi, lui a-t-on prodigué toutes sortes de titres, d'épithètes, gages d'admiration ou de reconnaissance. Geoffroy, Held, appellent ce médicament un présent de la divinité; Morton le nomme antidote Herculéen ; Bredi lui donne le nom de miraculeux; Sydenham celui d'admirable. Enfin, Lafontaine a écrit un poème pour exalter les vertus incomparables de la divine écorce.

Le mot de quinquina vient de kinakina, qui signifie, chez les indigènes, écorce des écorces, écorce supérieure à toutes les autres. Les Espagnols firent chinachina, que nous avons remplacé par quinquina.

Il est évident que nous n'avons pas la prétention d'épuiser ce sujet : du quinquina ; car, pour cela il faudrait des volumes. Nous présentons une simple étude à notre choix. Dans un premier chapitre, nous traiterons du quinquina, de son histoire naturelle, de sa composition chimique, de son action thérapeutique, de ses préparations ; dans deux autres chapitres, nous traiterons séparément des alcaloïdes du quinquina, de la quinine, de la cinchonine, et enfin, nous dirons un mot sur les autres principes constituants du quinquina, les principes toniques.

CHAPITRE PREMIER.

DU QUINQUINA.

I. *Historique.* — La découverte des propriétés médicales du quinquina est enveloppée d'une obscurité qui a donné lieu à une foule de contes aussi ridicules qu'inutiles. Nous ne savons pas si cette vertu médicale a été enseignée aux hommes par

les animaux ; si elle a été connue de tout temps
dans le pays de production ; ou si , enfin , les
hommes ont, par hasard, éprouvé les effets de ce
médicament. Tous ces points sont excessivement
obscurs dans l'histoire du quinquina. Aussi com-
mencerons-nous à la période véridique.

En 1638, la comtesse d'Elcinchon, femme du
vice-roi du Peyrou, tourmentée depuis fort longtemps par une fièvre intermittente qui avait résisté
à tous les médicaments jusqu'alors employés, en
fut guérie par un corrégidor de Loxa, don Juan
de Cannizares, qui lui administra de la poudre de
quinquina, dont un indien lui avait révélé les
propriétés merveilleuses. Après cette guérison, la
comtesse d'Elcinchon, et son médecin, don Juan
Lopez de Vega, à leur retour en Europe, en 1640,
firent connaître ce remède en Espagne. Les
Jésuites favorisèrent beaucoup l'introduction du
quinquina en Europe. En 1640, ceux de Rome
qui en faisaient un grand commerce, en ayant reçu
une grande quantité d'Espagne, le répandirent
dans toute l'Italie. Comme ils le donnaient en
poudre afin qu'on ne reconnut pas l'origine de ce
précieux remède, on lui donna le nom de poudre
des Pères, poudre des Jésuites. Cependant, cette
écorce n'était pas connue de tout le monde ; ce
ne fut que vers 1679 qu'un empirique anglais,
nommé Talbot, connaissant probablement les tra-

vaux obtenus par Sydenham, en 1670, vint en France, guérit le dauphin, et vanta son remède secret. Louis XIV en acheta la connaissance. 48,000 livres et le fit publier en 1682.

C'est alors que l'emploi du quinquina devint général en France, en Allemagne, et dans presque toute l'Europe. Son usage devint si fréquent, et la consommation si considérable, que les négociants du Nouveau-Monde, qui en faisaient le commerce, ne pouvant suffire à toutes les demandes qui leur étaient faites, envoyèrent des écorces de différentes espèces et sous le même nom; certains même ajoutèrent de fausses écorces.

Nous n'entrerons pas dans les détails de l'exploitation du quinquina. M. Veddell nous a assez montré l'adresse extraordinaire des Cascarilleros, le danger qu'ils courent au milieu de ces lianes inextricables, leur habileté à découvrir, du sommet d'un arbre, au milieu d'une immense forêt, les quinquinas qu'ils reconnaissent, soit à la couleur des feuilles, à leur disposition, ou à l'effet produit par une grande masse d'inflorescences; car il arrive malheureusement que les quinquinas vivent complètement isolés.

Toute la préparation consiste à détacher le périderme par percusion ou par incision, puis à enlever l'écorce en lanières.

La première description de l'arbre à quinquina

est due à La Condamine qui visita Loxa en 1739. Ce célèbre botaniste fut tenté de transporter en Europe des cinchonas vivants. Ces jeunes arbres firent une partie de la route sans accidents; mais arrivés près du cap d'Orange, après huit mois de soins assidus, La Condamine vit s'engloutir le vaisseau qui portait son trésor.

Joseph de Jussieu accompagna en 1735 comme botaniste, la commission de l'Académie des sciences envoyée pour mesurer un degré de méridien sous l'équateur; il visita les forêts de quinquina de Loxa, décrivit quelques espèces du Haut-Pérou, mais comme sa santé était détruite quand il entra en France, il ne put rien publier.

Vers le milieu du dix-huitième siècle, D.-José-Célestino Mutis, un des plus illustres botanistes d'Espagne, fit connaître les trésors botaniques qne renfermait le royaume de la Nouvelle-Grenade. Les principaux quinquinas qu'il a découverts sont : 1° le C. lancifolia, quinquina orangé de la Nouvelle-Grenade; l'écorce nommée *calisaya* par les indigènes, appartient à ce quinquina; 2° le C. cordifolia, quinquina jaune de la Nouvelle-Grenade; 3° le C. oblongifolia, quinquina rouge de la Nouvelle-Grenade, qu'on a confondu avec le cascarilla fina d'Uritusinga; 4° le C. ovalifolia, quinquina blanc de la Nouvelle-Grenade.

Au commencement de ce siècle, MM. de Humboldt et Bonpland donnèrent, non seulement la description du cinchona de La Condamine , qui est supérieur à tous les autres , mais aussi ils nous firent connaître le C. scrobiculata, le C. caduciflora et le C. ovalifolia , différent de celui de Mutis.

En 1843, M. Weddell fut désigné par le Muséum, pour faire partie de l'expédition scientifique envoyée par le Gouvernement Français dans les provinces intérieures du Brésil et du Pérou. Il décrivit les espèces qui habitent la vaste étendue du pays situé derrière la Grande-Cordilière, et qui étaient inconnues aux botanistes.

II. *Caractères botaniques*. — Les quinquinas appartiennent à la famille des rubiacées de Jussieu, et à la pentandrie monogynie du système de Linnée. Ce sont des arbres ou des abrisseaux toujours verts , habitant les vallées des Andes-Tropicales, entre le 10e degré de latitude septentrionale et le 19e de latitude australe , à une hauteur de 3,600 à 9,800 pieds au-dessus du niveau de l'Océan. Leurs fleurs , qui ont une odeur suave, sont blanches ou rosées , purpurescentes , disposées en panicules terminales ; elles ont un calice turbiné , leur tube est pubescent , le limbe persistant a cinq dents ; la corolle est supère à tube cylindrique , à limbe velu et étalé , rotacé, à cinq lobes valvaires obtus. Les étamines sont au nombre

de cinq, insérées au milieu du tube de la corolle,
à anthères oblongues, linéaires, saillantes ; l'ovaire
est couronné par un disque charnu, offrant cinq
ou dix tubercules peu sensibles ; les ovules sont
réfléchis, nombreux, attachés à des placentaires
linéaires, qui s'appliquent aux deux côtés de la
cloison; le style est simple, glabre; le stygmate
bifide. Le fruit est une capsule ovoïde ou oblongue, à deux loges, couronné par le limbe du
calice, se séparant de bas en haut en deux car-
pelles lors de la maturité, par le dédoublement
de la cloison ; les graines sont petites, nombreuses,
imbriquées de bas en haut, comprimées, entourées
à leur circonférence par une aile membraneuse,
denticulée sur les bords; la plantule est droite
et occupe l'axe d'un albumen charnu ; les cotylé-
dons sont ovales, la radicule est infère.

Les espèces du genre cinchona sont tellement
nombreuses, que malgré les renseignements que
les savants ont recueillis, l'origine de toutes ces
sortes n'est pas bien connue. Aussi n'entrerons-
nous pas dans le détail de chacune d'elles. Nous
nous bornerons à décrire l'espèce principale de
chacune des séries, désignées sous les noms de :
Quinquinas gris, jaunes, rouges et *blancs*.

QUINQUINAS GRIS.

Le quinquina gris (C. condaminea de Humboldt et Bonpland), a des feuilles lancéolées, ovales ou aiguës, très glabres, et luisantes au-dessus; elles sont marquées de fossettes à la face inférieure, à l'aisselle des nervures; le calice a des dents triangulaires, pointues ou lancéolées; les étamines ont des filets qui égalent ou dépassent, en longueur, la moitié des anthères; la capsule est oblongue ou lancéolée, plus longue que les fleurs; les graines sont elliptiques, denticulées sur leurs bords. On trouve le quinquina gris, dans le commerce, sous la forme d'écorces roulées en tuyaux, d'une demi-ligne à une ligne d'épaisseur, de longueur variable, et de la grosseur tantôt du doigt, et tantôt d'une plume à écrire. Ces écorces sont couvertes d'un épiderme cendré, rugueux, crevassé transversalement et en long, souvent chargées de lichens foliacés et filamenteux; leur surface interne est jaune-clair, brunâtre ou d'un brun ferrugineux, d'une cassure nette, brune et en apparence résineuse; leur saveur est plus astringente qu'amère. Elles laissent dans la bouche, après qu'on les a mâchées, une sorte de goût sucré. La poudre a une couleur fauve. Les écorces dont la cassure est la plus nette et la plus compacte sont les meilleures.

Autrefois les Espagnols désignaient l'écorce du cinchona condaminea, sous le nom de *cascarilla fina*, comme étant une des plus estimées. Aujourd'hui, au contraire, elle l'est très peu, parce qu'elle ne contient guère que de la cinchonine et très peu de quinine. Les quinquinas gris nous viennent, principalement, de la province de Loxa dans la Nouvelle-Grenade.

QUINQUINAS JAUNES.

Cette espèce comprend trois sortes principales, savoir :

1° Le quinquina jaune du roi d'Espagne (cascarilla amarilla del rey Laubert), qui est une sorte très rare cultivée dans les enclos. Il a une couleur orangé vif, d'une odeur désagréable, ressemblant à celle du tabac.

2° Le quinquina jaune royal ou calisaya, produit par le cordifolia, vient du Pérou. Il est très commun dans la province de Calisaya qui lui a donné son nom. Cette espèce croît aussi à Cuença et à Loxa, on l'a observée à Popayan et à Rio-Grande. Il a des feuilles oblongues ou lancéolées, obovales, obtuses, amincies à la base, marquées de fossettes à l'aisselle des nervures ; les filets des étamines sont de moitié plus courts que l'anthère ; la capsule est ovoïde, presque aussi longue que les fleurs ; les graines sont frangées , denticulées sur leurs bords. On le trouve tantôt en tuyaux roulés de la grosseur du pouce , avec un épiderme grisâtre , fendillé , quelquefois chargé de lichens , sa surface interne d'un jaune-clair , son épaisseur d'une à deux lignes ; tantôt il est en plaques non roulées , irrégulières ; leur cassure , en travers , offre des petites fibres qui couvrent toute la surface, et qui se détachent facilement au lieu de se plier en restant adhérentes , comme dans les espèces inférieures ; la couleur de ces plaques est uniformément fauve, et non marbrée de blanc dans son épaisseur. Cette écorce a une si grande densité, que l'ongle qui râcle sa surface interne y laisse une trace brillante. Les sillons que l'on remarque à la surface extérieure sont profonds , larges et courts, séparés par des crêtes saillantes ; sa saveur est extrêmement amère, sans astringence comme dans le gris ; la poudre est d'un brun fauve ou orangé , et son infusion aqueuse d'une teinte d'un jaune faible. Il peut contenir assez de sels à base de chaux et de quinine, pour précipiter la solution de sulfate de soude. Comme l'écorce de ce quinquina jaune est préférée à celle de tous les autres, à cause de sa plus grande richesse en alcaloïdes, et qu'elle devient de plus en plus rare, on la mêle à d'autres quinquinas, et cette fraude devient difficile à reconnaître.

3° Le quinquina orangé (C. lancifolia de Mutis)
croît au Pérou et dans la Colombie ; il est rare
aujourd'hui dans le commerce. Son écorce est
lourde ; on la trouve en morceaux plans ou roulés.
L'épiderme est brunâtre, fendillé ; la surface interne d'un jaune-paille, la cassure fibreuse, la
saveur est amère et aromatique. La poudre et son
infusion aqueuse sont d'un jaune-fauve.

QUINQUINAS ROUGES.

Les différentes sortes de quinquina rouge du
commerce sont produites par le C. oblongifolia.
Ce cinchona est très répandu au Pérou et à la Colombie. Il a des feuilles obovales, lancéolées,
amincies à la base, glabres des deux côtés et luisantes, ou légèrement poilues ; à la face inférieure,
elles ne sont pas marquées de fossettes comme
dans ceux que nous avons déjà cités ; les filets
égalent les anthères en longueur ; la capsule est
lancéolée, deux fois plus longue que large ; les
graines sont lancéolées, denticulées sur leurs
bords. Cette écorce est sous la forme de morceaux
plans ou quelquefois roulés, épais, fibreux, plus
ou moins rouges, couverts d'un épiderme épais,
crétacé, blanchâtre, fendillé, rugueux, à cassure
compacte et comme résineuse dans la moitié extérieure, fibreuse dans la moitié intérieure. Sa

saveur est très amère et astringente ; sa couleur
est un rouge de teinte plus ou moins vive. Elle
contient plus d'alcaloïdes, que l'écorce du quinquina
gris, mais moins que celle du quinquina jaune.
Aussi cette dernière a-t-elle le pas sur les deux
autres quand il s'agit d'attaquer l'élément intermittent.

QUINQUINAS BLANCS.

Les quinquinas blancs que certains ont placés
parmi les faux quinquinas (1) sont produits par le

---

(1) Les plantes qu'on appelle faux quinquinas ou succédanés
du quinquina sont les suivantes : le quinquina de la Guyane
ou d'angusture, *de angustura,* ville de la Terre-Ferme.

On trouve dans le commerce sous le nom d'angusture deux
écorces différentes, la vraie et la fausse.

L'angusture vraie vient, d'après M. de Humboldt, du *(cus-
paria febrifuga),* famille des rutacées. Elle arrive du Sud de
l'Amérique centrale. On la trouve sous trois formes différentes.
Il y a des morceaux courts, plats, minces, plus ou moins
larges, recouverts d'un épiderme gris-jaunâtre, mince et lisse,
quelquefois cependant un peu raboteux.

Ces morceaux sont plus minces sur leurs bords; ils sont
roulés en gouttières; leur cassure est d'un brun jaunâtre, nette,
compacte et résineuse; leur surface intérieure est d'un jaune
fauve souvent rosé; sa saveur est amère, aromatique, et laisse
à l'extrémité de la langue un sentiment d'âcreté, on l'admi-

C. ovalifolia de Mutis. Ils ont les feuilles large-
ment ovales, un peu aiguës, amincies à la base,

nistre en poudre par doses de **60** à **75** centigrammes et en
infusion (16 grammes dans 500 grammes d'eau bouillante).

La fausse angusture *(cortex pseudo-angustura)* provient
du *(strynhos nux vomica)* de la famille des loganiacées.
Cette écorce renferme de la strychnine qui lui donne ses
propriétés vénéneuses. Comme on la trouve dans le commerce, mélangée avec l'angusture vraie, il est important
de bien connaître ses caractères. Elle est beaucoup plus
épaisse que la véritable, compacte, pesante, et comme raccor-
nie par la dessiccation. Sa substance intérieure est grise; son
épiderme varie; tantôt il est peu épais, d'un gris jaunâtre,
marqué de points blancs proéminents; tantôt il est fongueux
et d'une couleur de rouille de fer. Elle est inodore; sa saveur,
plus amère que celle de l'angusture vraie, persiste au palais
sans laisser d'âcreté à l'extrémité de la langue; la poudre est
d'un blanc légèrement jaunâtre; 60 à 90 centigrammes suffi-
sent pour tuer un chien assez fort.

Le quinquina d'Europe est la gentiane, famille des gentia-
nées. Elle a une racine de la grosseur du poignet, longue et
branchue; elle vient de la Suisse et de l'Auvergne; elle est
très rugueuse à l'extérieur, spongieuse, d'une odeur forte et
d'une saveur très amère. Elle est tonique et fébrifuge. On
l'administre à l'intérieur sous la forme de décoction, sirop,
potion, teinture, extrait, vin, pilules.

Le quinquina aromatique est l'écorce du *clutia eluteria*,
famille des euphorbiacées. Cette écorce est en petites plaques
roulées, de 3 à 5 millimètres d'épaisseur, grisâtres extérieu-

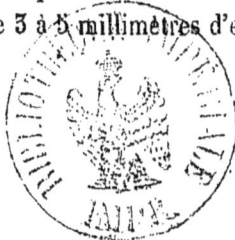

2

légèrement coriaces, pubescentes, cotonneuses
en dessous et des deux côtés quand elles sont
jeunes ; les dents du calice sont courtes et aiguës;
les anthères sont beaucoup plus longues que leurs
filets; la capsule est lancéolée; les semences denticulées frangées. Ces écorces sont minces, à
épiderme grisâtre et verruqueux, à surface interne
blanchâtre, à cassure fibreuse, à saveur savon-
neuse très amère, peu astringente et désagréable.
La composition chimique de cette écorce diffère
de celle des précédentes, en ce que, entre la
quinine et la cinchonine, elle renferme deux
autres bases organiques : l'une découverte par
Pelletier et Coriol, à laquelle ils ont donné le nom
d'aricine; l'autre, qui est la cinchovatine, a été
trouvée par Manzini dans les essences du C. ovata
de Ruiz et Pavon venues de Jaën. Ces espèces de
quinquinas blancs sont communs au Pérou et à
la Colombie.

rement et souvent fendillées, d'un rouge ferrugineux à l'intérieur, d'une cassure résineuse; sa saveur est aromatique;
lorsqu'on la pulvérise ou qu'on la brûle, elle répand une
odeur agréable ; elle doit sa propriété tonique et stimulante à
l'union d'un principe amer avec une huile et une résine.

Le quinquina de Cumana est l'écorce d'un cuspa.

Le quinquina français est le quinquina factice que Leméry
composait avec le tan, les trochisques d'Allendhal et diverses
substances insignifiantes.

La quinine réside dans les cellules, qui se trouvent elles-mêmes dans la partie fibreuse du liber; si ces cellules étaient trop nombreuses, elles ne seraient riches qu'en cinchonine. Les fibres et les cellules doivent être réparties en une certaine proportion. Les écorces les plus riches en quinine sont celles où les fibres sont courtes, égales et uniformément distribuées au milieu d'un tissu cellulaire plein de matières résineuses. Ainsi, d'après ce que nous venons de dire, on reconnaîtra facilement une écorce de bonne qualité; si, au contraire, les fibres sont longues, ou bien qu'elles manquent complètement à la surface de la cassure, on pourra conclure que l'écorce est de mauvaise qualité.

III. *Composition chimique. Analyse.* — La découverte de la morphine en 1816 par M. Sertuerner fut comme un trait de lumière, éclairant tout un monde de découvertes nouvelles. Deux ans plus tard, MM. Pelletier et Caventou découvrirent la strychnine, la brucine en 1819. Puis mettant à profit les travaux de Fourcroy, Vauquelin, Berthollet, Gomés, Reuss et Duncam sur les quinquinas, ils en isolèrent en 1820 la quinine et la cinchonine. Cette importante découverte donna aux médecins la faculté de doser d'une manière précise le médicament fébrifuge, ce qui jusque-

là n'était possible qu'approximativement. Indépen-
damment de ces deux alcaloïdes qui s'y trouvent
à l'état de quinate et du tannin, les expériences de
ces deux chimistes ont démontré qu'il existait
encore dans les quinquinas :

Une matière grasse verte,
Une matière colorante rouge, peu soluble,
appelée rouge cinchonique de M. Reuss,
Une matière colorante rouge soluble,
Une matière colorante jaune,
Du quinate de chaux,
De la gomme,
De l'amidon,
De la fibre ligneuse,
De la quinoïdine (Henry et Sertuerner),
De la montanine (Van-Helmont),
De l'aricine (Pelletier et Coriol).

Autrefois, on ne se servait guère que du quinquina gris, comme on le voit dans les vieilles
pharmacopées, qui le considéraient comme offi-
cinal. De même que ces ouvrages, les auteurs
du dernier Codex ont exclusivement prescrit la
même espèce, excepté pour la préparation du
sulfate de quinine. Il serait à désirer que dans la
prochaine révision, on en fît disparaître cette
irrégularité, d'autant plus que, comme dit M. Bou-

chardat (1), dans la plupart des recettes où le Codex a adopté le quinquina gris, on obtient des médicaments inertes. Pour justifier cela, nous allons montrer les analyses des principaux quinquinas du commerce.

	Sulfate de quinine.	Sulfate de cinchonine.
1 Quinquinas jaunes Calisaya..	31,25	8,25
2 — —	28,10	6,75
3 — —	21,63	9,20
1 Quinquinas rouges Carabaya.	15,75	6,25
2 — —	12,35	7,50
3 — —	10,05	9,55
1 Quinquinas gris........	8,75	12,55
2 —	3,10	8,35
3 —	8,25	10,50

On voit par là que le quinquina gris contient bien plus de cinchonine que le jaune, mais aussi moins de quinine, et que la somme de ces deux alcaloïdes est bien plus considérable dans le jaune. Aussi doit-on préférer le quinquina jaune, quand il s'agit de combattre l'élément intermittent. Mais il nous paraît aussi que le quinquina gris doit convenir davantage, dans le cas où il faut obtenir une action tonique, parce que nous trouvons dans ce quinquina plus de principes toniques.

(1) Edition 1845.

IV. *Action thérapeutique du quinquina.* — **Dans**
notre appréciation sur les diverses écorces de
quinquina, nous venons de signaler les deux
modes d'action de ce médicament. En effet, aujourd'hui comme toujours on reconnaît au quinquina : 1° une action anti-périodique, exercée par
les alcaloïdes quinine et cinchonine ; 2° une action
tonique exercée par le tannin : c'est la propriété
commune aux substances amères astringentes.
Ces deux actions sont trop universellement ad-
mises par les médecins, pour insister davantage.
Mais quelle est celle de ces deux actions qui
prédomine quand on administre le quinquina ; ou,
s'il n'y a aucune prédominance, quelle est la
somme de ces deux actions différentes ?

Cette question trouve sa solution dans la différence des doses. Ainsi, nous savons qu'avant le
sulfate de quinine, les médecins guérissaient les
fièvres intermittentes en donnant 8 grammes de
poudre de quinquina. Aujourd'hui, on emploie le
quinquina de la même manière, quand des rai-
sons particulières le font préférer au sulfate de
quinine. D'un autre côté, nous savons que le
quinquina est journellement employé comme tonique, à la dose de 1 à 4 grammes. Ainsi, pour
nous résumer, nous dirons que le quinquina a une
action anti-périodique à haute dose, et une action
tonique à petite dose ; et que l'on doit préférer le

quinquina jaune ou le quinquina gris, selon que l'on veut obtenir un effet anti-périodique ou tonique.

V. *Préparations pharmaceutiques*. — Les préparations pharmaceutiques dont le quinquina forme la base, sont généralement administrées comme toniques, surtout depuis que la quinine et les sels qu'elle forme réussissent si bien dans le traitement des fièvres intermittentes. On ne doit pas prendre dans les préparations pharmaceutiques exclusivement le quinquina gris ou le quinquina jaune ; il faut les employer tous les deux, car l'action thérapeutique change ainsi que nous venons de voir, selon que l'on emploi tel ou tel quinquina. C'est au médecin à prescrire celui qu'il veut, selon le but qu'il se propose.

Quand on pulvérise le quinquina, la partie extérieure, qui est composée de tissu cellulaire et de lichens foliacés, se pulvérise la première, de sorte qu'on a une première poudre moins amère que celle qui vient ensuite. Alors pour bien faire, il vaut mieux, comme dit M. Gay (1), râcler les écorces avec un couteau pour détacher les lichens, l'épiderme et le tissu cellulaire subjacent,

(1) Pharmacopée de Montpellier, vol. I, p. 221.

faire sécher à l'étuve et les réduire en poudre fine sans laisser de résidu.

Les poudres sont la préparation la plus simple. La division mécanique n'altère point la composition intime des matières qui reçoivent cette forme ; elle en augmente l'action par la multiplication des surfaces. Il y a des poudres simples et des poudres composées. Dans ces sortes de préparations, il est essentiel que la division soit parfaite et les mélanges très exacts ; comme dans cet état la poudre est très légère, il est bon, si on doit la mélanger à un sel métallique, de la mettre sous forme de bols ou pilules.

Tablettes de quinquina.

℞ Poudre de quinquina.......... 64 gr.
— de cannelle........... 8
Sucre blanc................,.. 429
Mucilage de gomme adraganthe. Q. S.

Faites, suivant l'art, des tablettes de 80 centig., chaque tablette contiendra 10 centigr. de poudre de quinquina (Codex).

Electuaire fébrifuge de Dubois de Rochefort.

℞ Poudre de quinquina jaune 32 gr.
Carbonate de potasse..... 4
Émétique............. 0,90 centig.
Sirop d'absinthe........0,96

Mêlez.

Cette préparation n'agit pas comme émétique.

Bolus ad quartanam.

℞ Poudre de quinquina jaune 32 gr.
  Émétique.............. 0,80 centigr.
  Sirop d'absinthe........ S. Q.
  F. S. A.

Poudre anti-septique.

℞ Quinquina en poudre fine....... 10 gr.
  Charbon de bois finement pulvérisé 10
  Camphre en poudre............ 4
  Mêlez.
Pour le pansement des plaies gangréneuses.

Produits par l'eau.

On peut traiter le quinquina au moyen de l'eau, par macération, infusion ou par décoction. Les liqueurs qui proviennent de ces trois modes de préparations sont bien différentes l'une de l'autre. La macération produit une liqueur qui est peu énergique. Elle dissout le quinate de quinine et celui de cinchonine, qui renferment une très petite partie des alcaloïdes du quinquina, aussi n'est-elle que tonique. Les liqueurs qui proviennent de l'infusion sont moins chargées que celles que fournit la décoction. M. Soubeiran a trouvé que les infusés entraînaient un tiers de la quinine, tandis que les deux autres tiers restaient dans l'écorce.

La décoction dissout tous les principes fébrifuges. Elle est transparente quand elle est chaude,
mais elle se trouble par le refroidissement. C'est
le tannin combiné qui se dépose avec l'amidon et
le rouge cinchonique On doit l'administrer trouble ;
si on veut augmenter l'activité de la décoction, on
doit y ajouter un acide qui facilitera la séparation
des alcaloïdes.

EXTRAIT MOU DE QUINQUINA.

Dans cette préparation, le Codex prescrit de faire
bouillir le quinquina gris, concassé dans l'eau,
pendant un quart-d'heure, de passer, faire bouillir
le résidu encore un quart-d'heure, passer encore,
réunir les liqueurs et évaporer au bain-marie en
consistance d'extrait. D'autres proposent de préparer cet extrait par l'infusion, et, d'après un
travail de M. Paul Blondeau, il résulterait que
l'extrait préparé par l'infusion serait préférable
à celui qui serait préparé par décoction. Quoi qu'il
en soit, d'après M. Soubeiran, aucune de ces
deux préparations ne vaut celle qu'il indique lui-
même, et qui consiste à reprendre l'extrait alcoolique par une quantité suffisante d'eau froide,
filtrer et évaporer au bain-marie en consistance
d'extrait.

EXTRAIT SEC DE QUINQUINA.

Sel essentiel de Lagaraye.

Il doit être préparé suivant le Codex avec l'écorce de quinquina gris, qu'on met en poudre et qu'on lessive avec de l'eau. Après avoir évaporé les liqueurs en consistance sirupeuse, on étale l'extrait sur des assiettes au moyen d'un pinceau, on le fait sécher à l'étuve et on le détache avec un couteau à lame tronquée ; on doit le conserver dans des vases bien bouchés, parce qu'il attire l'humidité de l'air, et que les paillettes s'agglomèrent entre elles, quand on a ouvert plusieurs fois le flacon. M. Soubeiran conseille, pour avoir l'extrait sec de quinquina, de dissoudre l'extrait alcoolique dans le moins d'eau possible, de filtrer les liqueurs, les évaporer au bain-marie, en agitant continuellement jusqu'à consistance de sirop. Alors au moyen d'un pinceau, on en barbouille les assiettes, et on fait évaporer à l'étuve jusqu'à siccité.

Cet extrait a une couleur brune-noirâtre ; il est brillant, inodore, amer ; exposé à l'air, il se ramollit. Pour que cet extrait soit pur, il faut qu'il se dissolve presque tout-à-fait dans l'eau froide ; que la dissolution forme avec la noix de galle un précipité abondant, insoluble, composé de cinchonine et de tannin ; avec la gélatine, un précipité blanc ou grisâtre ; avec l'émétique, un précipité jaunâtre ; avec le sulfate ferrique, un précipité noir grisâtre, avec cela de particulier que la liqueur paraîtra verte à mesure qu'elle éclaircira. On doit juger de la valeur de l'extrait par l'abondance des précipités.

La réaction, par la noix de galle, est la plus sûre. On s'assure encore de la bonté de cet extrait en séparant la cinchonine qu'il contient. Cent grammes doivent donner quatre grammes de cinchonine et quelques grains de quinine.

Tablettes d'Extrait de Quinquina.

Extrait sec de quinquina......   15 grammes.
Sucre blanc................   120
Cannelle pulvérisée...........   2
Mucilage de gomme adraganthe. Q. S.

On fait des tablettes de 50 centigrammes qui contiennent 5 centigrammes d'extrait sec.

Sirop de Quinquina.

℞ Quinquina gris..........   1 gramme.
Eau..................   10
Sucre blanc...........   5

On fait bouillir le quinquina dans l'eau pendant un quart-d'heure, on passe, on évapore les liqueurs à moitié ; on ajoute le sucre , et on fait cuire en consistance de sirop. Le Codex recommande encore de filtrer ; mais d'après M. Soubeiran, quand ce sirop a été fait avec le quinquina gris, cette longue opération est inutile. M. Gay (1) a donné le procédé suivant qui fournit un sirop très clair.

    ⁊ Quinquina gris........   96 grammes.
        Eau à 60°........... 1000
        Sucre.............   500

On place le quinquina dans un cylindre , on épuise par l'eau ; si les premières liqueurs coulent troubles , on doit les verser au fur et à mesure que l'infiltration s'effectue. On ajoute le sucre à la liqueur , et on évapore jusqu'à consistance , en ayant soin de ne pas faire bouillir le sirop.

     M. Soubeiran procède de la manière suivante :

     ⁊ Quinquina gris en poudre grossière. 100 gr.
        Alcool à 65° (21° Cart.).......... 350
        Sucre en morceaux...........   500

Au moyen de l'appareil à déplacement, on épuise le quinquina par l'alcool et ensuite par l'eau , de manière à obtenir en tout 500 de colature ; ou distille pour retirer l'alcool ; on laisse refroidir et l'on filtre , en recevant la liqueur sur le sucre concassé.

(1) Pharmacopée de Montpellier, vol. ii, page 107.

Le tout, liqueur et sucre, doit peser 750. On fait le sirop par simple solution.

Ce sirop, ainsi préparé ne se trouble pas, et possède une saveur astringente amère et aromatique. Employé comme tonique, une cuillerée de ce sirop contient les parties solubles de deux grammes de quinquina, et environ 1 centigramme de quinine.

Produit par l'alcool.

L'alcool à 65° (21 Cart.) dissout mieux que tout autre les parties solubles du quinquina.

Teinture alcoolique de quinquina.

℞ Quinquina gris.............. 1 gr.

Alcool à 56° (21 Cart.)....... 5

Faites macérer pendant 15 jours ; passez avec expression ; filtrez. Cette teinture est un médicament très actif, parce que l'alcool dissout très bien les principes du quinquina.

Extrait alcoolique de quinquina.

℞ Quinquina gris..,......... Q. V.

Alcool à 65° (21 Cart.).... Q. S.

On réduit le quinquina en poudre, on humecte cette poudre avec la moitié de son poids d'alcool; on l'introduit en la tassant dans un cylindre, au fond duquel se trouve du coton ; au bout de

12 heures, on lessive avec le reste de l'alcool, en ayant soin de s'arrêter aussitôt que la liqueur qui coule trouble la première. On distille ensuite les liqueurs alcooliques, et l'on évapore le résidu au bain-marie en consistance d'extrait. Le quinquina donne ordinairement 1/6 de son poids d'extrait. D'après M. Guillermond fils (1), l'extrait de quinquina préparé avec de l'alcool à 80°, représente exactement le quinquina en nature sans exclure aucun de ses principes, si ce n'est le ligneux.

Saccharolé de quinquina.

Teinture de quinquina........... 1
Sucre........................ 8

Versez la teinture sur le sucre, mêlez, séchez à l'étuve et pulvérisez.

Résine de quinquina.

Quinquina.................. Q. V.
Alcool à 80° (31° Cart.)...... Q. S.

On épuise le quinquina par des macérations au moyen de l'alcool, et on distille pour retirer toute la partie spiritueuse de la liqueur. Le résidu qui provient de la distillation est traité par 20 ou 30 parties d'eau tiède ; on sépare le dépôt, on le lave à plusieurs reprises avec de l'eau froide ; on le

(1) Gazette méd. de Lyon, 16 févr. 1860.

fait dissoudre ensuite dans une petite quantité
d'alcool ; on évapore à l'étuve sur des assiettes
quand la résine est presque cassante, on l'étend
avec un bistortier ; on divise cette masse en tablettes auxquelles on donne la forme d'un losange ;
on les étend ensuite sur un tamis de crin, et dès
qu'elles sont complètement sèches, on les enferme
dans un flacon bien bouché. Cette préparation est
fort active ; on l'emploie dans les pays marécageux
pour combattre les fièvres intermittentes.

QUINIUM.

La grande consommation du quinquina a fait
craindre depuis longtemps l'épuisement des forêts
qui le fournissent, ou tout au moins que les qua-
lités les plus estimées ne deviennent d'un prix
excessif. On a cherché, en conséquence, à con-
jurer un pareil danger. Les uns ont importé et
cultivé sous d'autres latitudes les quinquinas de
l'Amérique méridionale, les autres ont cherché
un moyen qui permît d'employer tous les quinquinas.

M. Delondre a voulu résoudre le problème en
donnant son *quinium* : c'est un extrait alcoolique
de quinquina à la chaux. Voici la formule de sa
préparation, qui a été adoptée par l'Académie de
médecine :

Extrait alcoolique de quinquina à la chaux.

Prenez des écorces de quinquina dont la composition vous sera connue.

Mêlez les écorces en quantité telle, que la quinine s'y trouve relativement à la cinchonine, dans la proportion de deux parties de quinine sur une de cinchonine.

Broyez les écorces ; mêlez la poudre avec la moitié de son poids de chaux éteinte par l'eau.

Traitez ce mélange par l'alcool bouillant jusqu'à épuisement.

Recueillez par la distillation la majeure partie de l'alcool ; achevez l'évaporation.

Le résidu est l'extrait alcoolique de quinquina à la chaux.

4 grammes 50 centigrammes doivent contenir :

Sulfate de quinine.......... 1 gr.

Sulfate de cinchonine....... 0,50 centig.

Cet extrait contient tous les principes actifs du quinquina.

Ainsi, on pourrait employer tous les quinquinas pour préparer le quinium ; seulement, il faut toujours le ramener à ce titre.

Le praticien ne peut que gagner à cela ; en effet, il saura, presque sûrement, ce qu'il donne de quinine, de cinchonine, de principes toniques, ce qui n'a pas lieu quand il administre le quin-

quina, soit en poudre, soit en extrait ; car, en
admettant que le pharmacien emploie toujours la
même espèce d'écorce, il peut y avoir, dans le
titre, des différences énormes. Aussi, il nous
semble que le médecin devrait faire bon accueil à
ce médicament.

On ne doit point voir dans le quinium un suc-
cédané du sulfate de quinine ou de cinchonine,
mais bien du quinquina. Il peut tout ce que peut
le quinquina, seulement il agit à des doses plus
minimes : 4 gr. 50 centig. de quinium équivalent
à 8 gr. de poudre de quinquina.

Je sais bien qu'on a accusé ce médicament de
n'avoir pas tenu ce qu'il avait promis ; d'avoir une
préparation difficile, surtout quand il s'agit d'éta-
blir les proportions données de quinine et de cinchonine ; et, enfin, que M. Guillermond a substitué
au quinium (1) l'extrait alcoolique de quinquina
titré. Nous voyons ici le même but atteint d'une
autre manière, et l'un n'exclut point l'autre.

Quant aux objections lancées contre la préparation du quinium, elles nous semblent un peu
exagérées.

D'un autre côté, dans le titrage de l'extrait de
quinquina, M. Guillermond ne parle que de la
quinine ; or, il est très utile, comme nous verrons,

(1) Gaz. méd. de Lyon, 16 février 1860.

de savoir à quelle dose on administre la cinchonine.
Sous ce rapport, le titrage du quinium comprenant la quinine et la cinchonine, nous paraît beaucoup plus complet.

Au reste, nous avons été témoin des bons effets du quinium. M. le docteur Fabre, de Gignac, l'a employé avec succès, d'abord comme tonique, ensuite comme fébrifuge dans les fièvres avec rémissions plutôt qu'accès proprement dits ; car, devant un véritable accès, il préfère, comme tous les praticiens, le sulfate de quinine.

Les seules préparations de quinium, données par A. Labarraque, sont : le quinium et le vin de quinium.

Le quinium peut être administré sous forme de pilules. C'est le meilleur mode quand on s'adresse à l'élément intermittent : alors on peut élever le dose. Au contraire, le vin de quinium ne peut contenir qu'une petite quantité de quinium ; car, cet extrait est très amer ; il a, en outre, un mauvais goût de vert-de-gris, et, pour en donner une dose suffisante pour guérir un accès, il faudrait faire prendre de 200 à 500 grammes de vin de quinium par jour, ce qui peut-être serait préjudiciable à beaucoup de malades. Aussi, chez l'adulte, le vin de quinium doit-il être employé comme tonique, ou dans les fièvres rémittentes. Chez les enfants, il n'en est pas de même. Ici, une petite dose suffit ;

aussi, peut-on employer comme fébrifuge le vin de quinium, soit seul, soit arrangé sous forme de sirop. Pour préparer le vin de quinium, on fait dissoudre 4 grammes 50 centigrammes de quinium dans douze fois le poids d'alcool à 36° Cart.; on mélange à 1 litre de vin blanc généreux, et l'on filtre.

PRODUITS PAR LE VIN.

Vin de Quinquina.

℞ Quinquina gris............:....   64 gr.
    Alcool à 21° Cart. (56 cent.)..   125
    Vin rouge généreux.........   1000

On verse l'alcool sur le quinquina concassé; après 24 heures de contact, on ajoute le vin; on fait macérer pendant huit jours, en agitant de temps en temps; on passe et on filtre (Codex).

M. Gay conseille d'avoir un mélange de vin du midi [de 3 à 4 ans, contenant 15 pour 100 d'alcool à 33°, mêlé en outre avec de l'alcool, dans les proportions indiquées, et de faire macérer ce mélange sur le quinquina, qui donnera un bon vin médicinal.

M. Garot a trouvé que les 2/3 des alcaloïdes entraient dans la composition du vin; c'est 25 milligrammes seulement pour un petit verre de 50 grammes.

Ce vin est un excellent tonique ; il prévient les fièvres intermittentes.

SIROP DE QUINQUINA AU VIN.

℞ Extrait mou de quinquina...... 28 gr.
   Vin de Lunel............... 300
   Sucre.................... 750

Faites dissoudre l'extrait dans le vin, filtrez la dissolution, ajoutez-y le sucre, et faites le fondre à une douce chaleur en vase clos. — 32 gram. de ce sirop contiennent 60 centigr. d'extrait de quinquina (Codex).

BIÈRE DE QUINQUINA.

℞ Écorce de quinquina contusé. - 32 gr.
   Bonne bière............... 1000

On fait macérer pendant deux jours, l'on passe et l'on conserve dans des bouteilles bien bouchées.

CHAPITRE DEUXIÈME.

QUININE. C^{20}. H^{12}. AZ O^2.

La quinine est un alcali végétal énergique. Elle a été découverte en 1820 par MM. Pelletier et Caventou dans le quinquina jaune (cinchona cordifolia). Elle a été trouvée depuis dans les différentes

espèces de quinquinas, mais en des proportions
différentes et unies à la cinchonine.

Elle se trouve ordinairement sous la forme
d'une masse résineuse ; mais, d'après l'observation
de MM. Henry et Delondre, elle peut cristalliser
facilement. Cette substance est blanche ou grisâtre,
inodore, très amère, poreuse, fusible, non volatile,
presque insoluble dans l'eau froide ; l'eau bouillante
en dissout 0,005 ; elle est soluble dans l'alcool,
l'éther, les huiles ; elle ramène au bleu les couleurs
végétales rougies par un acide, pouvant neutraliser
facilement les acides et formant alors des sels
cristallisables qui ont un aspect nacré. Les sels de
quinine ont une saveur très amère ; ils sont solubles dans l'eau, dans l'alcool et l'éther ; les
alcalis minéraux en précipitent la quinine. D'après
M. André, on peut reconnaître facilement les sels
de quinine, en ce que, étendus d'eau et traités
successivement par le chlore et l'ammoniaque, ils
donnent une liqueur d'un beau vert émeraude, qui
devient bleu céleste quand on ajoute avec précau-
tion de l'acide chlorhydrique très étendu d'eau. Les
sels de quinine sont aussi précipités par la noix de
galle.

On obtient cette base en faisant bouillir l'écorce
de quinquina jaune, réduite en poudre grossière,
dans de l'eau chargée d'acide sulfurique ou chlorhydrique ; on passe et on décompose la liqueur

par un excès de chaux éteinte. Il se forme un
dépôt qu'on lave et qu'on traite à chaud par
l'alcool à 85°; on distille, on sature le résidu par
l'acide sulfurique, on filtre au charbon, et en
décomposant la liqueur chaude par l'ammoniaque,
on a la quinine pure.

Mais le procédé le plus ordinairement employé
consiste à la retirer du sulfate de quinine qui se
trouve dans le commerce. On fait dissoudre ce
sel dans l'eau, et en le précipitant par l'ammoniaque, on obtient de la quinine que l'on dissout dans
l'alcool; on ajoute de l'eau à la liqueur jusqu'à ce
qu'elle devienne laiteuse; on l'abandonne à l'air
libre, et en peu de jours, les portions qui se sont
précipitées sous forme d'une résine fluide, se
changent en cristaux radiés, si suivant M. Henry
l'alcool qu'on a employé était à 80 centigr. Quand
on la distille avec un excès de potasse, elle peut,
d'après M. Gerhardt, se transformer en une nou-
velle base liquide, plus lourde que l'eau, que ce
chimiste a nommée quinoléine $C^{18} H^7 Az$.

ACTION THÉRAPEUTIQUE.

Depuis longtemps, on ne confond plus l'action
du quinquina avec celle de la quinine. La quinine
est anti-périodique. Le quinquina, ainsi que nous
l'avons déjà vu, peut, à hautes doses, guérir les
maladies intermittentes; il n'y a rien d'étonnant à

cela, puisqu'il contient les alcaloïdes fébrifuges ;
mais comment la quinine agirait-elle comme tonique, puisqu'elle ne contient aucun principe tonique ? Ainsi, en résumé, la quinine (1) est anti-
périodique, et le quinquina anti-périodique à
hautes doses, et tonique à petites doses.

Préparations de quinine. — Nous aurions ici à
comparer tous les sels de quinine entre eux, et
voir quels sont ceux qui méritent la préférence.
Mais c'est un sujet qui sort du cadre de cette
étude : nous serions entraîné trop loin. Nous
nous contenterons de parler du sel de quinine le
plus généralement employé, le sulfate de quinine.

SULFATE DE QUININE.

L'acide sulfurique s'unit en deux proportions
avec la quinine pour former deux sels ; mais
comme un seul d'entre eux est exclusivement employé en médecine, nous ne parlerons que de
celui-là.

Ce sel se présente cristallisé en petites houppes
soyeuses et en aiguilles fines, aussi légères que
la magnésie, sa saveur est très amère. Il est

(1) La quinine pure n'est pas employée, parce qu'elle est
presque insoluble dans les véhicules aqueux. On l'administre
sous forme de sels solubles.

facilement fusible et répand une odeur phospho-
rescente, quand après l'avoir fondu on le frotte
dans l'obscurité. Il s'effleurit au contact de l'air,
et perd peu à peu les trois-quarts de son eau de
cristallisation. L'eau froide le dissout très peu,
il exige 700 parties d'eau pour se dissoudre à froid;
il se dissout dans 30 parties d'eau bouillante.
L'alcool le dissout mieux surtout à chaud. Il est
insoluble dans l'éther sulfurique ; quand on le
calcine, il ne laisse aucun résidu.

Préparations. — On doit employer à la fabrica-
tion de ce sel le quinquina jaune royal ou quinquina calisaya, parce que, comme nous l'avons
vu, c'est celui qui contient le plus de quinine.
Mais avant de commencer la préparation, on doit
s'assurer de la richesse du quinquina que l'on
doit employer.

Pour essayer le quinquina, on peut se servir du
procédé suivant, qui est prompt, commode et
exact, indiqué par M. Guillermond fils.

Ce procédé consiste à épuiser le quinquina
réduit en poudre, dans l'appareil à déplacement
par l'alcool à 32° Cartier; ensuite on verse un
lait de chaux sur cette teinture pour la décolorer ;
la chaux se combine à l'acide quinique et à la
matière colorante ; on sépare le précipité, on le
lave à l'alcool ; on distille toutes ces liqueurs

alcooliques jusqu'à ce qu'il ne reste plus d'alcool ; le résidu est traité par l'eau acidulée avec l'acide sulfurique, pour séparer la matière résineuse ; et ensuite, par des cristallisations répétées, on isole le sulfate de quinine du sulfate de cinchonine.

2 grammes d'extrait correspondent à 10 grammes de poudre de quinquina, proportion sur laquelle M. Guillermond opère ordinairement dans son appareil. Ainsi, dit-il, ayant employé un quinquina qui contiendrait 24 grammes de quinine, correspondant à 32 gram. de sulfate de quinine par kilogramme, nous devons trouver dans notre extrait 0,24 centigr. de quinine, correspondant à 0,32 centigr. de sulfate de quinine, ou 0,16 sulfate de quinine, pour un gramme. Une fois qu'on connaît le titre du quinquina, on peut alors commencer la préparation. Dans leur procédé analytique, MM. Pelletier et Caventou traitèrent le quinquina réduit en poudre par de l'alcool absolu dans un appareil à déplacement; ils évaporaient la solution en vase clos. Ce procédé, long, dispendieux, qui obligeait à traiter à plusieurs reprises le quinquina par l'alcool, a été modifié par M. Henry.

Voici en peu de mots son procédé comme on l'emploie aujourd'hui dans les arts :

℞ Quinquina jaune.......... 1000 gr.
Acide chlorhydrique....... 64

Eau.................... 12000

Chaux vive.............. 100

On fait bouillir, à trois reprises, le quinquina jaune concassé avec l'acide chlorhydrique; on filtre la solution sur la toile ; on traite par un lait de chaux, qui précipite la quinine et la matière colorante à l'état de laque combiné avec la chaux ; on recueille le précipité, on le soumet à la presse et on fait sécher; on pulvérise ensuite et on traite par l'alcool bouillant; l'alcool dissout la quinine. On évapore la solution alcoolique en vaisseaux clos, et on obtient la quinine sous forme de résine jaune. On traite cette quinine impure par de l'acide sulfurique jusqu'à réaction acide, on étend d'eau, on fait bouillir avec du noir animal, et on filtre la liqueur bouillante. Le sulfate de quinine cristallisé par le refroidissement, s'il n'était pas assez blanc, on le traiterait de nouveau par le noir animal. L'emploi de l'alcool étant un inconvénient dans la préparation du sulfate de quinine, à cause de la perte qu'il fait subir, M. Pelletier indique l'emploi de l'essence de térébenthine. Les opérations sont les mêmes.

Falsification du sulfate de quinine.— Il n'est peut-être pas de médicament qui ait été plus falsifié que le sulfate de quinine. On l'a falsifié avec de la magnésie, de la stéarine, de la mannite, du sucre, de l'amidon, du sulfate de chaux, de la salicine, etc.

Voici les moyens donnés par M. Soubeiran à l'aide desquels on reconnaîtra sa pureté.

L'eau acidulée le dissout entièrement, de manière que, s'il renfermait des corps gras ou des résines, on s'en apercevrait aisément à cause de leur insolubilité dans ce liquide.

En le faisant dissoudre dans l'alcool à 35°, on verrait par là le mélange de gomme, de fécule et de cinchonine. Si à la dissolution d'alcool on ajoute de l'eau de baryte, et qu'après avoir filtré, on sépare l'excès de baryte par l'acide sulfurique, s'il y avait de la mannite ou du sucre, la liqueur évaporée donnerait de la mannite par la concentration, ou se caraméliserait s'il y avait du sucre mélangé.

Le sulfate de quinine mélangé de sucre de canne est coloré en noir par l'acide sulfurique, et mélangé à la salicine, il est coloré en rouge par le même acide.

Le sulfate de quinine du commerce peut contenir naturellement et sans qu'il y ait fraude, 3 1/2 pour 100 de sulfate de cinchonine.

ACTION THÉRAPEUTIQUE.

La principale action du sulfate de quinine est, comme celle de la quinine, une action anti-périodique. Nous avons assez montré que cette action n'est pas la même que celle du quinquina ; que celui-ci peut à haute dose tout ce que peut la quinine, mais que la réciproque n'est pas vraie, car la quinine et ses sels ne sont point toniques.

CHAPITRE TROISIÈME.

DE LA CINCHONINE. — $C^{20} H^{12} AZO$.

La cinchonine, quoique éclipsée par le sulfate de quinine, ne mérite pas moins, pour cela, une place importante dans l'étude du quinquina ; son action est réelle. Ne savons-nous pas que le quinquina dissipe certains accès contre lesquels est impuissante la quinine ? D'où vient donc cela : de ce que la quinine unie à la cinchonine, dans le quinquina, agissent mieux que la quinine toute seule.

La cinchonine est une base incolore ; sa saveur est d'abord nulle, ensuite amère ; elle cristallise en prismes quadrilatères brillants.

Quand on la chauffe, elle entre en fusion et se sublime. Elle est à peine soluble dans l'eau, mais très soluble dans l'alcool. L'éther en dissout très peu ; elle se combine aux acides, aussi sa dissolution alcoolique a-t-elle sur les couleurs bleues une action basique. Les sels de cinchonine, quoi-

qu'ayant les mêmes caractères que les sels de
quinine, peuvent être cependant différenciés et
séparés les uns des autres, parce que la quinine
ne précipite pas par l'acide tartrique, tandis que
la cinchonine, dans la même circonstance, est
précipitée par les bicarbonates alcalins. Sa forme
présente un rapprochement curieux avec celle
de la quinine; ces deux bases ne diffèrent que
par un équivalent d'oxygène.

On la prépare comme la quinine, seulement on
se sert du quinquina gris au lieu de se servir du
quinquina jaune. Lorsqu'on distille la cinchonine
en présence de la potasse, elle donne abondam-
ment de la quinoléine.

ACTION THÉRAPEUTIQUE.

Depuis que l'observation a permis de constater
sa vertu anti-périodique, la cinchonine (1) semble
avoir un avantage marqué sur la quinine, à cause
de son insipidité presque complète, qui permet
de l'administrer avec facilité chez les enfants qui
repoussent la quinine à cause de son amertume.
Pour que les malades la prennent sans répugnance,
on l'incorpore à n'importe quelle substance non
acide, que l'on aromatise à volonté ; il faut aussi

(1) Comme elle n'a pas été expérimentée à l'état pure, à
cause de son peu de solubilité, c'est de ses sels que nous vou-
lons parler.

éviter de l'associer à une huile grasse, car sa solution dans les huiles devient fort amère.

Action thérapeutique. — Quoique la cinchonine ait une vertu anti-périodique comme la quinine, il existe cependant une légère différence d'action entre ces deux médicaments. Ainsi, dans les accès pernicieux, quand il faut agir brusquement et à haute dose, il faut laisser de côté la cinchonine : c'est la quinine qu'on doit administrer. Dans les autres cas où il ne faut pas agir rapidement, où le fébrifuge doit être donné à doses modérées, la cinchonine marche l'égale (1) du sulfate de quinine. M. Bouchardat a aussi reconnu que les effets toxiques de la cinchonine sont supérieurs à ceux de la quinine. « A dose égale, le sulfate de cinchonine tue plus promptement et plus sûrement les grenouilles et les chiens que le sulfate de quinine. » C'est ce qui explique que la cinchonine ne doit pas être administrée brusquement à fortes doses.

PRÉPARATIONS PHARMACEUTIQUES (2). — SULFATE DE CINCHONINE.

Ce sel a été découvert en même temps que le

(1) Bouchardat, supplément à l'Annuaire de thérapeutique pour 1860.

(2) Le sulfate de cinchonine est le seul sel de cinchonine qui ait été employé.

sulfate de quinine. Il y a un sulfate de cinchonine et un bisulfate qui est extrêmement soluble ;
ce dernier sel est inusité en médecine.

Le sulfate neutre se prépare par le même procédé que le sulfate neutre de quinine ; il est plus
soluble que ce dernier.

Il suffit de 54 parties d'eau pour le dissoudre
à la température ordinaire à 13°; il est dissous
par 6,5 parties d'alcool à 85°, et par 11 parties
d'alcool anhydre. Il a une saveur moins amère,
quoiqu'elle le soit beaucoup ; on le donne en
pilules à cause de cela. Nous avons assez parlé de
son action thérapeutique à propos de la cinchonine.

Les autres principes actifs du quinquina sont
les substances qui ont pour base le tannin. Ce
sont : le rouge cinchonique soluble, qui est un
mélange de tannin pur acide quinotannique et de
tannin déjà altéré, mais encore soluble dans l'eau,
et le rouge cinchonique insoluble, qui paraît être
un produit de l'altération du tannin; il est inodore,
insipide, d'une couleur brune rougeâtre, soluble
dans l'eau, l'éther, l'alcool et les alcalis. La
médecine ne les a jamais employés séparés du
quinquina. Leur action est tonique.

FIN.

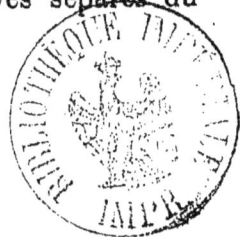